MW01673498

Erstaunliches Keto-Diät-Kochbuch

Leckere, Einfache Und Unwiderstehliche Low Carb Und Glutenfreie Keto-Rezepte Zum Abnehmen

Maggie Rogers
Franka Simon

© Copyright 2021 - Maggie Rogers - Alle Rechte vorbehalten.

Die in diesem Buch enthaltenen Inhalte dürfen ohne direkte schriftliche Genehmigung des Autors oder des Herausgebers nicht vervielfältigt, vervielfältigt oder übertragen werden.

Unter keinen Umständen wird dem Herausgeber oder Autor eine Schuld oder rechtliche Verantwortung für Schäden, Wiedergutmachung oder Geldverluste aufgrund der in diesem Buch enthaltenen Informationen obliegen. Entweder direkt oder indirekt.

Rechtlicher Hinweis:

Dieses Buch ist urheberrechtlich geschützt. Dieses Buch ist nur für den persönlichen Gebrauch. Sie können Teile oder den Inhalt dieses Buches ohne Zustimmung des Autors oder Herausgebers nicht ändern, verteilen, verkaufen, verwenden, zitieren oder umschreiben.

Hinweis auf den Haftungsausschluss:

Bitte beachten Sie, dass die in diesem Dokument enthaltenen Informationen nur zu Bildungs- und Unterhaltungszwecken dienen. Alle Anstrengungen wurden unternommen, um genaue, aktuelle und zuverlässige und vollständige Informationen zu präsentieren. Es werden keine Garantien jeglicher Art erklärt oder impliziert. Die Leser erkennen an, dass der Autor sich nicht an der rechtlichen, finanziellen, medizinischen oder professionellen Beratung beteiligt. Der Inhalt dieses Buches wurde aus verschiedenen Quellen abgeleitet. Bitte wenden Sie sich an einen lizenzierten Fachmann, bevor Sie die in diesem Buch beschriebenen Techniken ausprobieren.

Mit der Lektüre dieses Dokuments erklärt sich der Leser damit einverstanden, dass der Autor unter keinen Umständen für direkte oder indirekte Verluste verantwortlich ist, die durch die Verwendung der in diesem Dokument enthaltenen Informationen entstehen, einschließlich, aber nicht beschränkt auf , – Fehler, Auslassungen oder Ungenauigkeiten.

Tabelle of Inhalt

SMOOTHIES & BREAKFAST RECIPES

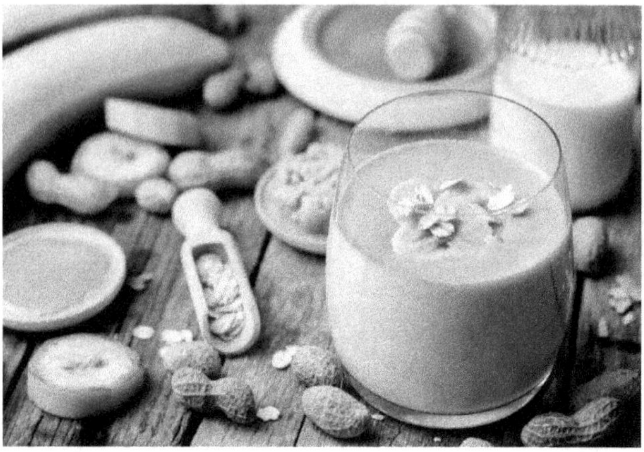

Spargel Pesto Huhn

Zubereitungszeit: 10 Minuten Kochzeit: 15 Minuten

Servieren: 3

Zutaten:

- 1 LB Hähnchenschenklchen, hautlos, knochenlos und in Stücke geschnitten
- 3/4 lb Spargel, getrimmt und halbiert
- 2 EL Olivenöl
- 1 3/4 Tassen Traubentomaten, halbiert
- 1/4 Tasse Basilikum Pesto
- Pfeffer
- Salz

Wegbeschreibungen:

1. Öl in einer Pfanne bei mittlerer Hitze erhitzen.
2. Huhn in die Pfanne geben und würzen
3. mit Pfeffer und Salz und kochen für 5-8 Minuten.
4. Pesto und Spargel hinzufügen und 2-3 Minuten kochen lassen.
5. Pfanne von der Hitze nehmen und Tomaten hinzufügen und gut umrühren.
6. Servieren und genießen.

Nährwert (Betrag pro Portion):

Kalorien 415

Fett 21 g

Kohlenhydrate 10 g

Zucker 5 g

Protein 48 g

Cholesterin 136 mg

Zimt Kokos-Smoothie

Zubereitungszeit: 5 Minuten Kochzeit: 5 Minuten

Servieren: 1

Zutaten:

- 1/2 TL Zimt
- 1 Scoop Vanille Proteinpulver
- 1 EL geschredderte Kokosnuss
- 3/4 Tasse ungesüßte Mandelmilch
- 1/4 Tasse ungesüßte Kokosmilch

Wegbeschreibungen:

1. Fügen Sie alle Zutaten in den Mixer und mischen, bis glatt.
2. Servieren und genießen.

Nährwert (Betrag pro Portion):

Kalorien 300

Fett 18,7 g

Kohlenhydrate 5 g

Zucker 2,6 g

Protein 29,3 g

Cholesterin 2 mg

FISCH & FISCH REZEPTE

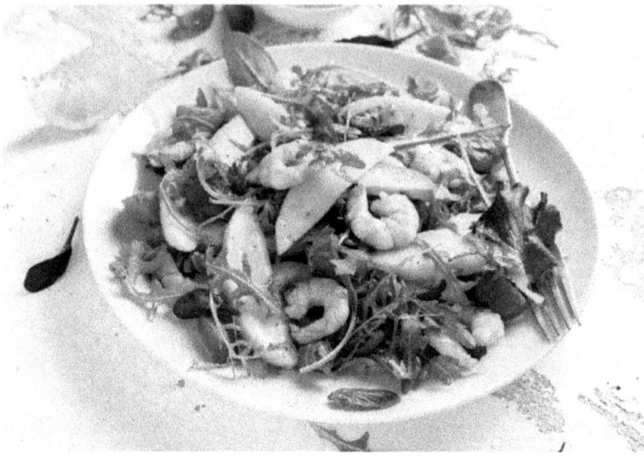

Glatter Brokkoli Blumenkohl Püree

Zubereitungszeit: 10 Minuten Kochzeit: 10 Minuten

Servieren: 4

Zutaten:

- 2 Tassen Blumenkohl Blüten
- 2 Tassen Brokkoli-Blüten
- 2 Knoblauchzehen, geschält
- 1/4 TL Zwiebelpulver
- 1 EL Olivenöl
- 1/2 TL Pfeffer
- 1/2 TL Salz

Wegbeschreibungen:

1. Olivenöl in einer Pfanne bei mittlerer Hitze erhitzen.
2. Blumenkohl, Brokkoli und Salz in eine Pfanne geben und anbraten, bis sie erweicht sind.
3. Gemüse und Knoblauch auf die Küchenmaschine übertragen und bis zum Reibungslosen verarbeiten.
4. Mit Zwiebelpulver, Pfeffer und Salz abschmecken.
5. Servieren und genießen.

Nährwert (Betrag pro Portion):

Kalorien 60	Zucker 2 g
Fett 3 g	Protein 2 g
Kohlenhydrate 6 g	Cholesterin 0 mg

Gebackener Lachs

Zubereitungszeit: 10 Minuten Kochzeit: 35 Minuten

Servieren: 4

Zutaten:

- 1 Pfund Lachsfilet
- 4 EL Petersilie, gehackt
- 1/4 Tasse Mayonnaise
- 1/4 Tasse Parmesankäse, gerieben
- 2 Knoblauchzehen, gehackt
- 2 EL Butter

Wegbeschreibungen:

1. Den Ofen auf 350 F vorheizen.
2. Lachs auf gefettetes Backblech legen.
3. Butter in einer Pfanne bei mittlerer Hitze schmelzen.
4. Knoblauch dazugeben und minutenlang anbraten.
5. Fügen Sie die verbleibende Zutat hinzu und rühren Sie sie zu kombinieren.
6. Pfannenmischung über Lachsfilet verteilen.
7. Backen Sie für 20-25 Minuten.
8. Servieren und genießen.

Nährwert (Betrag pro Portion):

Kalorien 412

Fett 26 g

Kohlenhydrate 4,3 g

Zucker 1 g

Protein 34 g

Cholesterin 99 mg

FLEISCHLOSE MAHLZEITE

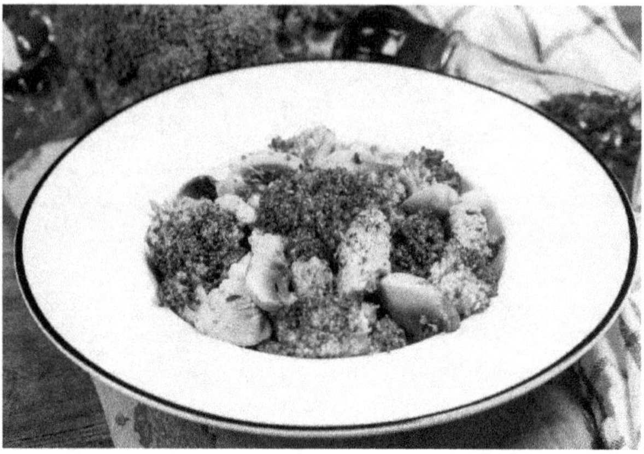

Blumenkohl-Mash

Zubereitungszeit: 10 Minuten Kochzeit: 10 Minuten

Servieren: 4

Zutaten:

- 1 Pfund Blumenkohl, in Blüten geschnitten
- 1 EL Zitronensaft
- 1/4 TL Zwiebelpulver
- 3 oz Parmesankäse, gerieben
- 4 une Butter
- 1/2 TL Knoblauchpulver
- Pfeffer
- Salz

Wegbeschreibungen:

1. Blumenkohlblüten bis zart kochen. Gut abtropfen lassen.
2. Gekochten Blumenkohl mit den restlichen Zutaten in den Mixer geben und bis glatt mischen.
3. Servieren und genießen.

Nährwert (Betrag pro Portion):

Kalorien 300

Fett 28 g

Kohlenhydrate 7 g

Zucker 3 g

Protein 10 g

Cholesterin 75 mg

SCHWEINE-, RIND- & LAMMREZEPTE

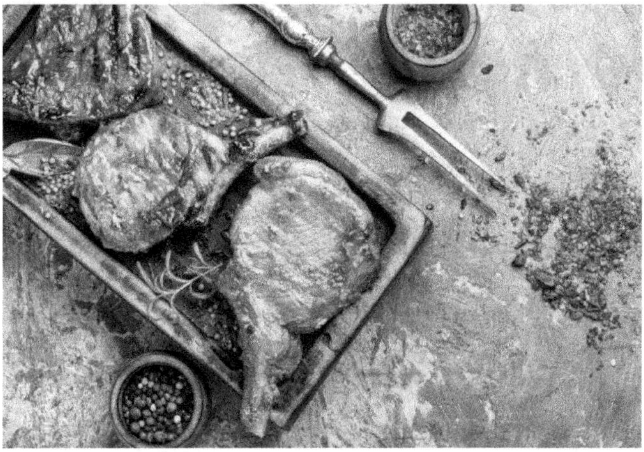

Zwiebel Paprika Schweinefilet

Zubereitungszeit: 10 Minuten Kochzeit: 30 Minuten

Servieren: 6

Zutaten:

- 2 lbs Schweinefilet
- Zum Reiben:
- 1 1/2 EL geräucherter Paprika
- 1 EL Knoblauchpulver
- 1 1/2 EL Zwiebelpulver
- 1/2 EL Salz

Wegbeschreibungen:

1. Den Ofen auf 425 F vorheizen.
2. In einer kleinen Schüssel alle Zutaten reiben und über Schweinefilet reiben.
3. Sprühpfanne mit Kochspray und Hitze bei mittlerer Hitze.
4. Sear Schweinefleisch auf allen Seiten bis leicht goldbraun.
5. In den Ofen geben und ca. 25-30 Minuten braten.
6. In Scheiben geschnitten und servieren.

Nährwert (Betrag pro Portion):

Kalorien 225

Fett 5 g

Kohlenhydrate 2 g

Zucker 1 g

Protein 41 g

Cholesterin 45 mg

Rosrmary Knoblauch Schweinekotelett s

Zubereitungszeit: 10 Minuten Kochzeit: 35 Minuten

Servieren: 4

Zutaten:

- 4 Schweinekoteletts, ohne Knochen
- 1/4 TL Zwiebelpulver
- 2 Knoblauchzehen, gehackt
- 1 TL getrockneter Rosmarin, zerkleinert
- 1/4 TL Pfeffer
- 1/4 TL Meersalz

Wegbeschreibungen:

1. Den Ofen auf 425 F vorheizen.
2. Schweinekoteletts mit Zwiebelpulver, Pfeffer und Salz würzen.
3. Rosmarin und Knoblauch vermischen und über Schweinekoteletts reiben.
4. Schweinekoteletts auf Backblech legen und 10 Minuten braten.
5. Temperatur 350 F einstellen und 25 Minuten mehr rösten.

6. Servieren und genießen.

Nährwert (Betrag pro Portion):

Kalorien 260

Fett 20 g

Kohlenhydrate 1 g

Zucker 0 g

Protein 19 g

Cholesterin 70 mg

SOUPS, STEWS & SALADS

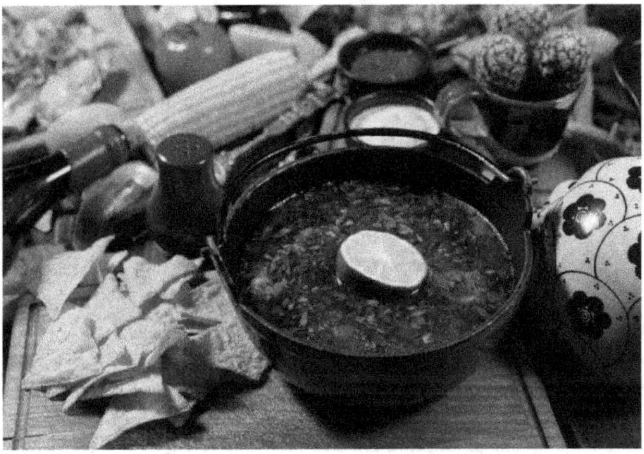

Brokkoli Nuggets

Zubereitungszeit: 10 Minuten Kochzeit: 15 Minuten

Servieren: 4

Zutaten:

- 2 Eiweiße
- 2 Tassen Brokkoli-Blüten
- 1/4 Tasse Mandelmehl
- 1 Tasse Cheddar-Käse, geschreddert
- 1/8 TL Salz

Wegbeschreibungen:

1. Den Ofen auf 350 F vorheizen.
2. Brokkoli in Schüssel geben und mit Masher zerkleinern.
3. Die restlichen Zutaten in den Brokkoli geben und gut vermischen.
4. 20 Schaufeln auf das Backblech fallen lassen und leicht nach unten drücken.
5. Im vorgeheizten Ofen 20 Minuten backen.
6. Servieren und genießen.

Nährwert (Betrag pro Portion):

Kalorien 145

Fett 10,4 g

Kohlenhydrate 4 g

Zucker 1,1 g

Protein 10,5 g

Cholesterin 30 mg

FRÜHSTÜCK REZEPTE

Gebräunte Butter Kürbis Latte

Serviert: 2

Vorbereitungszeit:

10 Min. Zutaten

- 2 Schüsse Espresso
- 2 Esslöffel Butter
- 2 Kugeln Stevia
- 2 Tassen heiße Mandelmilch
- 4 Esslöffel Kürbispüree An-

fahrt

1. Butter bei geringer Hitze in einer kleinen Pfanne erhitzen und leicht braun lassen.
2. Brauen Sie zwei Schüsse Espresso und rühren Sie in der Stevia.
3. Gebräunte Butter zusammen mit Kürbispüree und heißer Mandelmilch hinzufügen.
4. Mischen Sie für etwa 10 Sekunden auf hoch und gießen Sie in 2 Tassen zu dienen.

Natrium 93mg 4%

Kohlenhydrate insgesamt 4.5g

2% Ballaststoffe 0.9g 3%

Gesamtzucker 1g, Protein 1.5g

Ernährungsmenge pro Portion

Kalorien 227

Gesamtfett 22.6g 29%

Gesättigte Fettsäuren

18.3g 92%

Cholesterin 31mg 10%

Blumenkohl Toast mit Avocado

Serviert: 2

Vorbereitungszeit:

20 Min. Zutaten

- 1 großes Ei
- 1 kleiner Kopf Blumenkohl, gerieben
- 1 mittlere Avocado, entsteint und gehackt
- 3/4 Tasse Mozzarella-Käse, geschreddert
- Salz und schwarzer Pfeffer,

nach Geschmack Anfahrt

1. Den Ofen auf 420°F vorheizen und ein Backblech mit Pergament auslegen.
2. Legen Sie den Blumenkohl in eine Mikrowelle sichere Schüssel und Mikrowelle für ca. 7 Minuten auf hoch.
3. Auf Papiertüchern verteilen, nachdem der Blumenkohl vollständig abgekühlt ist, und mit einem sauberen Handtuch drücken, um überschüssige Feuchtigkeit zu entfernen.
4. Den Blumenkohl wieder in die Schüssel geben und den Mozzarella-Käse und das Ei unterrühren.
5. Mit Salz und schwarzem Pfeffer würzen und rühren, bis

sie gut kombiniert sind.

6. Löffel die Mischung auf das Backblech in zwei abgerundeten Quadraten, so gleichmäßig wie möglich.
7. Backen Sie für etwa 20 Minuten, bis goldbraun an den Rändern.
8. Die Avocado mit einer Prise Salz und schwarzem Pfeffer zerdrücken.
9. Die Avocado auf den Blumenkohltoast verteilen und servieren.

Nährwert pro Portion Kalorien 127

Gesamtfett 7g 9% gesättigtes Fett 2.4g 12% Cholesterin 99mg

33%

Natrium 139mg 6%

Gesamt kohlenhydratreiche 9.1g 3% Ballaststoffe 4.8g 17%Gesamtzucker 3.4g

Protein 9.3g

Coconut Macadamia Bars

Serviert: 6

Vorbereitungszeit: 10 Min.

Zutaten

- 1/4 Tasse Kokosöl
- 10 Tropfen Stevia Tropfen
- 60 Gramm Macadamia-Nüsse, zerkleinert
- 1/2 Tasse Mandelbutter
- 6 Esslöffel ungesüßte Kokosnuss, geschreddert

Wegbeschreibungen

1. Kokosöl, Mandelbutter und Kokosnuss in einer Schüssel vermischen.
2. Stevia- und Macadamia-Nüsse unterrühren und gut vermischen.
3. Gießen Sie diese Mischung in eine Backform und kühlen Sie über Nacht.

4. Schneiden und servieren gekühlt.

Ernährungsmenge pro Portion

Kalorien 176

Gesamtfett 19.1g 24% gesättigtes Fett 10.6g 53%

Cholesterin 0mg 0%

Natrium 2mg 0%

Kohlenhydrate insgesamt 2.4g 1% Ballaststoffe 1.4g 5%

Zucker insgesamt 0.8g Protein 1.2g

SCHWEINE- UND RINDFLEISCH

Cheddar Maple Squash

Serviert: 4

Vorbereitungszeit: 30 Min.

Zutaten

- 1 1/2 Pfund Sommer Squash, geschält, halbiert, gesät, und in 11/2 Zoll Würfel geschnitten
- 1 Tasse weißer Cheddar-Käse, grob gerieben
- 1 Esslöffel zuckerfreier Ahornsirup
- 1 Esslöffel frischer Salbei, gehackt und zerkleinert
- 2 Scheiben Schweinespeck, gekocht und gehackt

Wegbeschreibungen

1. Den Sommerkürbis ca. 15 Minuten kochen und mit einem Kartoffelbrei zerkleinern.
2. Cheddar-Käse, Salbei und Ahornsirup unterrühren und mit gekochtem Schweinespeck servieren.

Ernährungsmenge pro Portion

Kalorien 196

Gesamtfett 13.7g 18% gesättigte Fettsäuren 7.4g 37%

Cholesterin 40mg 13%

Natrium 414mg 18%

Kohlenhydrate insgesamt 7.1g 3% Ballaststoffe 2.1g 7%

Zucker insgesamt 3.1g Protein 12.7g

FISCHREZEPTE

Knoblauch

Parmesan

Kabeljau

Serviert: 6

Vorbereitungszeit: 35 Min.

Zutaten

- 1 Esslöffel natives Olivenöl extra
- 1 (21/2) Pfund Kabeljaufiauf Filet
- 1/4 Tasse Parmesankäse, fein gerieben
- Salz und schwarzer Pfeffer, nach Geschmack
- 5 Knoblauchzehen, gehackt

Wegbeschreibungen

1. Den Ofen auf 4000F vorheizen und eine Backform mit Kochspray einfetten.
2. Olivenöl, Knoblauch, Parmesankäse, Salz und schwarzen Pfeffer in einer Schüssel vermischen.
3. Die Kabeljaufilets in dieser Mischung ca. 1 Stunde marinieren.
4. Auf die Backform geben und mit Folie abdecken.

5. In den Ofen stellen und ca. 20 Minuten backen.
6. Aus dem Ofen nehmen und warm servieren.

Ernährungsmenge pro Portion

Kalorien 139 Gesamtfett 8g 10%

Gesättigte Fettsäuren 1.7g 8% Cholesterin 37mg 12%

Natrium 77mg 3%

Gesamt kohlenhydratreiche 1g 0% Ballaststoffe

0.1g 0% Gesamtzucker 0g

Protein 16.3g

Gebratene Forelle

Serviert: 4

Vorbereitungszeit: 45 Min.

Zutaten

- 1/2 Tasse frischer Zitronensaft
- 1 Pfund Forellenfischfilets
- 4 Esslöffel Butter
- Salz und schwarzer Pfeffer, nach Geschmack
- 1 Teelöffel getrockneter Rosmarin, zerkleinert

Wegbeschreibungen

1. 1/2 Pfund Forellenfilets in eine Schüssel geben und mit Zitronensaft und getrocknetem Rosmarin bestreuen.
2. Mit Salz und schwarzem Pfeffer würzen und in eine Pfanne geben.
3. Butter hinzufügen und kochen, bei mittlerer Hitze ca. 35 Minuten bedeckt.
4. Die Filets in einem Teller austeilen und mit einer Sauce servieren.

Ernährungsmenge pro Portion

Kalorien 349

Gesamtfett 28.2g 36% gesättigte Fettsäuren 11.7g 58%

Cholesterin 31mg 10%

Natrium 88mg 4%

Kohlenhydrate insgesamt 1.1g 0% Ballaststoffe 0.3g 1%

Zucker insgesamt 0.9g Protein 23.3g

APPETIZERS & DESSERTS

Pepper Jack Brussels Sprouts

Serviert: 9

Vorbereitungszeit: 20 Min.

Zutaten

- 2 Pfund Rosenkohl, halbiert und gekocht
- 2 Esslöffel Knoblauch, gehackt
- 3 Tassen Pfeffer Jack Käse, geschreddert
- 2 Esslöffel Kokosöl
- 1 Tasse saure Sahne

Wegbeschreibungen

1. Öl in einer Pfanne bei mittlerer Hitze erhitzen und Knoblauch hinzufügen.
2. Ca. 1 Minute sauté und die saure Sahne und Pfeffer-Jack-Käse unterrühren.
3. Kochen Sie für ca. 5 Minuten bei mittlerer hitzearmer Hitze und fügen Sie Rosenkohl hinzu.
4. Gut umrühren und mit dem Deckel abdecken.

5. Kochen Sie für ca. 5 Minuten und in eine Schüssel zum Servieren geben.

Ernährungsmenge pro Portion

Kalorien 274

Gesamtfett 20.7g 27% gesättigte Fettsäuren 14.1g

70% Cholesterin 51mg 17%

Natrium 266mg 12%

Kohlenhydrate insgesamt 10.9g 4% Ballaststoffe 3.8g 14%

Zucker insgesamt 2,2g Protein 13,7g

HÜHNER- UND GEFLÜGELREZE PTE

Gefülltes ganzes Huhn

Serviert: 6

Vorbereitungszeit: 1 Stunde 15 Min.

Zutaten

- 1 Tasse Mozzarella-Käse
- 4 Knoblauchzehen, geschält
- 1 (2 Pfund) ganzes Huhn, gereinigt, pat getrocknet
- Salz und schwarzer Pfeffer, nach Geschmack
- 2 Esslöffel frischer Zitronensaft

Wegbeschreibungen

1. Den Ofen auf 3600F vorheizen und eine Backform einfetten.
2. Das Huhn mit Salz und schwarzem Pfeffer würzen.
3. Die Hühnerhöhle mit Knoblauchzehen und Mozzarella-Käse füllen.
4. Das Huhn auf die Backform in den Ofen geben und mit Zitronensaft beträfe.

5. Backen Sie für ca. 1 Stunde und aus dem Ofen zu dienen.

Ernährungsmenge pro Portion

Kalorien 305

Gesamtfett 12.1g 15% gesättigte Fettsäuren 3.6g

18%

Cholesterin 137mg 46%

Natrium 160mg 7%

Gesamtkohlenhydrat e 1g 0% Ballaststoffe 0,1 g 0%

Gesamtzucker 0,1 g

Protein 45.2g

Huhn Zucchini Schnitzel

Serviert: 6

Vorbereitungszeit:

20 Min. Zutaten

- 3 Zucchinis, gekocht und püriert
- 3 Esslöffel Zitronenpfeffer Würze
- 1/2 Pfund Huhn, gekocht und gehackt
- 1/2 Tasse Avocadoöl
- Salz und schwarzer Pfeffer,

nach Geschmack Anfahrt

1. Huhn, Zucchinis, Zitronenpfeffergewürz, Salz und schwarzen Pfeffer in einer Schüssel vermischen.
2. Aus dieser Mischung die Schnitzel machen und beiseite stellen.
3. Avocadoöl in eine Pfanne geben und die Schnitzel hineinlegen.
4. Auf jeder Seite ca. 2-3 Minuten braten und zum Servieren austeilen.

Ernährungsmenge pro Portion

Kalorien 106 Ge-

samtfett 3.8g 5%

Gesättigtes Fett 0.9g 4%

Cholesterin 29mg 10%

Natrium 36mg 2%

Gesamt kohlenhydratreiche

6.4g 2% Ballaststoffe 2.8g

10%Gesamtzucker 1.8g

Protein 12,7 g

Low Carb Chicken Nuggets

Serviert: 6

Vorbereitungszeit: 25 Min. Zutaten

- 1/4 Tasse Mayonnaise
- 2 mittlere Hähnchenbrust
- 1 Tasse blanchiertes Mandelmehl
- 2 Esslöffel Olivenöl
- Meersalz und schwarzer Pfeffer,

nach Geschmack Anfahrt

1. Das Huhn ca. 10 Minuten in das Salzwasser geben.
2. Abtropfen lassen und das Huhn in nuggetgroße Stücke schneiden.
3. Mayonnaise in eine Schüssel geben und Mandelmehl, Meersalz und schwarzen Pfeffer in eine andere Schüssel mischen.
4. Jedes Hühnernugget mit Mayonnaise beschichten und in der Mandelmehlmischung ausbaggern.
5. Öl bei mittlerer Hitze in einer Pfanne erhitzen und Hühnernuggets in einer einzigen Schicht hinzufügen.
6. Kochen Sie für ca. 3 Minuten pro Seite, bis golden und austeilen zu servieren.

Nährwert pro Portion Kalorien

283

Fett insgesamt 20.4g 26%

Gesättigte Fettsäuren 2.8g

14% Cholesterin 46mg 15%

Natrium 118mg 5%

Gesamt kohlenhydratreiche

6.3g 2% Ballaststoffe 2g 7%

Zucker insgesamt 0.6g

Protein 18.2g

VEGAN &
VEGETARISCH

Gebräunter Butterspargel

Serviert: 4

Vorbereitungszeit: 25 Min.

Zutaten

- 1/2 Tasse saure Sahne
- 25 Unzen grüner Spargel
- 3 Unzen Parmesankäse, gerieben
- Salz und Cayennepfeffer, nach Geschmack
- 3 Unzen Butter

Wegbeschreibungen

1. Spargel mit Salz und Cayennepfeffer würzen.
2. 1 Unze Butter in einer Pfanne bei mittlerer Hitze erhitzen und gewürzten Spargel dazugeben.
3. Ca. 5 Minuten anbraten und in eine Schüssel geben.
4. Den Rest der Butter in einer Pfanne erhitzen und kochen, bis sie hellbraun ist und einen nussigen Geruch hat.
5. Spargel zusammen mit saurer Sahne und Parmesan dazugeben.
6. In eine Schüssel austochen und heiß servieren.

Ernährungsmenge pro Portion

Kalorien 319

Gesamtfett 28.1g 36% gesättigte Fettsäuren 17.8g 89%

Cholesterin 74mg 25%

Natrium 339mg 15%

Gesamt kohlenhydratreiche 9.1g 3% Ballaststoffe 3.8g 14%

Gesamtzucker 3.4g

Protein 11,9g

FRÜHSTÜCK REZEPTE

Keto Porridge

Gesamtzeit: 10 Minuten Serviert: 1

Zutaten:

- 1/2 TL Vanilleextrakt
- 1/4 TL granulierteste Stevia
- 1 EL Chiasamen
- 1 EL Leinsamenmehl
- 2 EL ungesüßte geschredderte Kokosnuss
- 2 EL Mandelmehl
- 2 EL Hanfherzen
- 1/2 Tasse Wasser
- Prise Salz

Wegbeschreibungen:

1. Alle Zutaten außer Vanilleextrakt in einen Topf geben und bei geringer Hitze erhitzen, bis sie verdickt sind.
2. Gut umrühren und warm servieren.

Nährwert (Menge pro Portion): Kalorien 370; Fett 30,2 g; Kohlenhydrate

12.8 g; Zucker 1,9 g; Protein 13,5 g; Cholesterin 0 mg;

Protein-Frühstücksshake

Gesamtzeit: 10 Minuten Serviert: 2

Zutaten:

- 1 Tasse Kokosmilch, ungesüßt
- 1 Scoop Proteinpulver
- 7 oz fester Tofu
- 15 Tropfen flüssiges Stevia
- 1 EL Kakaopulver
- 1 EL Kakaofedern
- 1 EL Chiasamen
- 2 EL Hanfherzen
- 1/2 Unzen Mandeln

Wegbeschreibungen:

1. Fügen Sie alle Zutaten in den Mixer und mischen, bis Sie eine dicke Konsistenz erhalten.
2. Servieren und genießen.

Nährwert (Menge pro Portion): Kalorien 243; Fett 13 g; Kohlenhydrate 11 g; **Zucker 1,4 g; Protein 21,2 g; Cholesterin 23 mg;**

LUNCH RECIPES

Blumenkohl Spinat Suppe

Gesamtzeit: 45 Minuten Serviert: 5

Zutaten:

- 1/2 Tasse ungesüßte Kokosmilch
- 5 oz frischer Spinat, gehackt
- 5 Wasserkresse, gehackt
- 8 Tassen Gemüsebrühe
- 1 PFUND Blumenkohl, gehackt
- Salz

Wegbeschreibungen:

1. In einem großen Topf Vorrat und Blumenkohl dazugeben und bei mittlerer Hitze 15 Minuten zum Kochen bringen.
2. Spinat und Wasserkresse hinzufügen und weitere 10 Minuten kochen.
3. Entfernen Sie die Suppe von der Hitze und pürieren Sie die Suppe mit einem Mixer, bis sie glatt ist.
4. Kokosmilch zugeben und gut umrühren. Mit Salz

abschmecken.

5. Gut umrühren und heiß servieren.

Nährwert (Menge pro Portion): Kalorien 153; Fett 8,3 g; Kohlenhydrate 8,7**g; Zucker 4,3 g; Protein 11,9 g; Cholesterin 0 mg;**

Rüben-

Karottensalat

Gesamtzeit: 50 Minuten Serviert: 4

Zutaten:

- 1 Rübe, geschreddert
- 1/4 TL Dill
- 3 Tassen Kohl, geschreddert
- 1 Karotte, geschreddert
- 1 grüner Pfeffer, gehackt
- 1 TL Salz

Wegbeschreibungen:

1. Kohl und Salz in eine Schüssel geben. Schüssel abdecken und für 40 Minuten beiseite stellen.
2. Waschen und Kohl und gut trocknen.
3. Kohl in eine Schüssel geben, mit

   Zutaten und bescheint gut.
4. Servieren und genießen.

Nährwert (Menge pro Portion): Kalorien 34; Fett 0,1 g; Kohlenhydrate 7,9 g;

Zucker 4,3 g; Protein 1,3 g; Cholesterin 0 mg;

ABENDESSEN REZEPTE

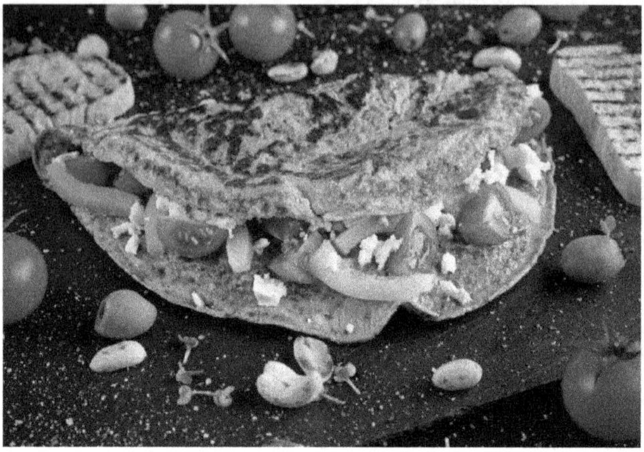

Würzige Jalapeno Rosenkohl

Gesamtzeit: 15 Minuten Serviert: 4

Zutaten:

- 1 lb Rosenkohl
- 1 mittelgroße Zwiebel, gehackt
- 1 EL Olivenöl Jalapeno-Pfeffer, entkernt und gehackt
- Pfeffer
- Salz

Wegbeschreibungen:

- Olivenöl in einer Pfanne bei mittlerer Hitze erhitzen.
- Zwiebel und Jalapeno in die Pfanne geben und anbraten, bis sie erweicht sind.
- Fügen Sie Rosenkohl und rühren, bis goldbraun, ca. 10 Minuten.
- Mit Pfeffer und Salz abschmecken.
- Servieren und genießen.

Nährwert (Menge pro Portion): Kalorien 91; Fett 3,9 g; Kohlenhydrate 13,1g; Zucker 3,7 g; Protein 4,2 g; Cholesterin 0 mg;

Salbei Pecan Blumenkohl

Gesamtzeit: 40 Minuten Serviert: 6

Zutaten:

- 1 großer Blumenkohlkopf, in Röschen geschnitten
- 1/2 TL getrockneter Thymian
- 1/2 TL Geflügelwürze
- 1/4 Tasse Olivenöl
- 2 Knoblauchzehe, hackt
- 1/4 Tasse Pekannüsse, gehackt
- 2 EL Petersilie, gehackt
- 1/2 TL gemahlener Salbei
- 1/4 Tasse Sellerie, gehackt
- 1 Zwiebel, in Scheiben geschnitten
- 1/4 TL schwarzer Pfeffer
- 1 TL Meersalz

Wegbeschreibungen:

1. Den Ofen auf 450 F/ 232 C vorheizen.
2. Ein Backblech mit Kochspray besprühen und beiseite stellen.
3. In einer großen Schüssel Blumenkohl, Thymian, Geflügelwürze, Olivenöl, Knoblauch, Sellerie, Salbei,

Zwiebeln, Pfeffer und Salz vermischen.

4. Mischung auf einem Backblech verteilen und im vorgeheizten Ofen 15 Minuten braten.
5. Pecans und Petersilie zugeben und gut rühren. 10-15 Minuten mehr braten.
6. Servieren und genießen.

Nährwert (Menge pro Portion): Kalorien 118; Fett 8,6 g; Kohlenhydrate 9,9 g; Zucker 4,2 g; Protein 3,1 g; Cholesterin 0 mg;

FRÜHSTÜCK REZEPTE

Heidelbeer-Muffins

Holen Sie sich Ihre Antioxidans und Energie gefüllt Fett Boost von diesen feuchten und leckeren Muffins.

Gesamtvorbereitungs- & Garzeit: 30 Minuten Level: Anfänger

Marken: 6 Muffins

Protein: 7 Gramm Netto Kohlenhydrate:

3 Gramm Fett: 19 Gramm

Zucker: 2 Gramm

Kalorien: 217

Was Sie brauchen:

- 1/3 Tasse Heidelbeeren
- 3/4 TL Backpulver, glutenfrei
- 1 1/4 Tasse Mandelmehl, blanchiert
- 2 1/2 EL Kokosöl, geschmolzen
- 1/4 Tasse Erythritol Süßstoff, granuliert
- 2 1/2 EL Mandelmilch, ungesüßt
- 1/8 TL Salz
- 2 große Eier
- 1/4 TL Vanilleextrakt, zuckerfrei

Schritte:

1. Stellen Sie den Ofen auf 350° Fahrenheit. Verwenden Sie Back- oder Antihaft-Muffin-Liner, um die Cupcake-Becher zu schichten.
2. In einem großen Gericht das Erythritol, Backpulver, Salz und Mandelmehl vermischen, bis es kombiniert wird.
3. Mandelmilch, Eier, geschmolzenes Kokosöl und Vanilleextrakt bis zu einer cremigen Konsistenz einrühren.
4. Die Heidelbeeren im Teig vorsichtig mit einem Gummikratzer rühren.
5. Gleichmäßig in die Backbecher leeren und 20 Minuten erhitzen.
6. Genießen Sie sofort.

Variationstipps:

1. Wenn Sie eine Nussallergie haben, ersetzen Sie das Mandelmehl durch Sonnenblumenkernmehl, wissen Sie nur, dass die Muffins eine leichte grüne Farbton haben können.
2. Sie können entweder frische oder gefrorene Heidelbeeren verwenden. Wenn Sie sich für das

Einfrieren entscheiden, tauen Sie sie nicht im Voraus auf.

Türkei Burger Patties

Sie müssen nicht aufgeben, Herz gesunde Burger zu haben, während Sie sich entscheiden, ein besseres Leben zu führen.

Gesamtvorbereitungs- & Garzeit: 30 Minuten Level: Anfänger

Marken: 4 Patties

Protein: 11 Gramm Netto Kohlenhydrate: 1

Gramm Fett: 8 Gramm

Zucker: 1 Gramm

Kalorien: 117

Was Sie brauchen:

- 1/2 TL Oregano-Gewürz
- 3 TL Olivenöl
- 1/2 TL Basilikumwürzung
- 8 unzen Zucchini, gerieben
- 1/4 TL Salz
- 8 Unzen gemahlener Truthahn, mager
- 1/8 TL Paprikaflocken
- 1 Knoblauchzehe, gehackt
- 1/8 TL Pfeffer

- 1 TL Petersilienwürze
- 1/4 TL Zwiebelpulver

Schritte:

1. In einem großen Gericht den gemahlenen Truthahn, Oregano, Basilikum, Zucchini, Salz, Paprika, Knoblauch, Petersilie, Pfeffer und Zwiebelpulver mischen, bis sie vollständig kombiniert sind.
2. Teilen Sie das Fleisch in 4 Abschnitte und erstellen Patties von Hand.
3. Mit einer großen Pfanne Olivenöl erhitzen. Sobald die Pfanne heiß ist, die Patties für ca. 5 Minuten an die Bratwurst geben und dann auf die andere Seite kippen.
4. Für weitere 5 Minuten braten, bis

vollständig gekocht.

5. Servieren Sie warm und genießen Sie!

SNACK-REZEPTE

Keto Rosemary Rolls

Zutaten:

1 Tasse Mandelmehl

1 EL Backpulver 2 TL frischer

Rosmarin 1 TL getrockneter

Schnittlauch

4 un Frischkäse

3/4 Tasse Mozzarella-Käse, geschreddert 1 Ei

Kochzeit: 20 min Serviert : 8 Rollen

Nährwerte: Kalorien pro Rolle: 89

Kohlenhydrate 2.3g,

Gesamtfett: 7.7g, Protein: 3.3g

Wegbeschreibungen:

1. Ofen auf 160°C erhitzen.

2. Alle trockenen Zutaten mischen: Mandelmehl+Backpulver+getrockneter Schnittlauch+frischer Rosmarin.
3. Mikrowelle Mozzarella +Frischkäse für eine Minute.
4. Fügen Sie dort ein Ei und mischen Sie wieder.
5. Zum Ei mit Käse gemischten trockenen Zutaten hinzufügen und den Teig zubereiten.
6. Lassen Sie es in einem Gefrierschrank für 15 min abkühlen.
7. Ölen Sie Ihre Hände und bilden Sie 8 kleine Kugeln
8. Legen Sie sie auf ein Backblech mit dem Butterpapier bedeckt.
9. Backen Sie für 20 min.

Keto Hot Dog Buns

Zutaten:

- 10 oz Mandelmehl
- 1/3 Tasse Psyllium Schalenpulver
- 2 TL Backpulver
- 1 TL Meersalz
- 2 TL Apfelessig
- 10 unzen kochendes Wasser
- 3 Eiweiß

Kochzeit: 45 min Ertrag: 10 Rollen

Nährwert: Kalorien pro Brötchen: 29

Kohlenhydrate 1.5g,

Fette 2.1g, Proteine: 1.3g.

Schritte:

1. Den Ofen auf 175°C erhitzen.

2. Mischen Sie alle trockenen Zutaten: Mandelmehl + Psyllium-Schale Pulver + Backpulver + Meersalz.

3. Kochen Sie das Wasser.

4. Zu trockenen Zutaten hinzufügen: Wasser + Essig + Eiweiß und Schneebesen. Der Teig sollte weich sein.

5. Form 10 Hot Dog Brötchen.

6. Legen Sie sie auf das Mit dem Butterpapier bedeckte Backblech.

7. Backen Sie für 45 min.

Radish Chips

Wenn Ihnen Kartoffelchips fehlen, könnten diese knusprigen Rettichchips nur das Ticket für Ihren glücklichen Nachmittag sein.

Gesamtvorbereitungs- & Garzeit: 30 Minuten

Stufe: Anfänger

Macht: 4 Helpings

Protein: 1 Gramm Netto Kohlenhydrate:

2 Gramm Fett: 35 Gramm

Zucker: 2 Gramm

Kalorien: 350

Was Sie brauchen:

- 1/4 EL Zwiebelpulver
- 24 Unzen natives Olivenöl extra
- 1/4 TL Salz
- 48 Unzen Radieschen, geschält & in Scheiben geschnitten
- 1/8 TL Pfeffer

Schritte:

1. Schälen und schneiden Sie die Radieschen auf Ihre bevorzugte Dicke.
2. In einer großen Pfanne, erwärmen Sie das Olivenöl dann die Temperatur zu reduzieren.
3. Braten Sie die Radieschen für ca. 40 Minuten, wenn dünn geschnitten, bis zu einer Stunde, wenn dicker. Mit Salz, Zwiebelpulver und Pfeffer bestreuen und gelegentlich unterrühren.
4. Auf eine mit Papiertuch bedeckte Platte nehmen und servieren.

Backtipp:

Wenn Sie ultra-knusprige Chips wollen, schneiden Sie sie dünn und braten für etwa 50 Minuten, bis die Kanten beginnen zu krümmen.

Hot Dog Rolls

Zutaten:

- 6 Oz Mandelmehl
- 1/2 EL Backpulver
- 3 Eier
- 4 EL Öl
- Salz

Kochzeit: 3 min Ertrag: 3 Brötchen

Nährwert: Kalorien pro Brötchen: 274

Kohlenhydrate 2.6g,

Fette 28.3g, Proteine: 7.8g.

Schritte:

1. Kombinieren Sie alle Zutaten zusammen: Mandelmehl+ Backpulver+Eier+Öl+Salz. Mischen Sie sie gut.
2. Mikrowelle diese Mischung fo 1,5-2 min. Überprüfen Sie es. Wenn es irgendwo nass ist, Mikrowelle es für mehr 30 Sek.
3. Schneiden Sie aus dem Brot das Brötchen für Ihre Hot Dogs.
4. Erstellen Sie die Füllung, die Sie mögen und genießen.

8. Erstellen Sie die Füllung, die Sie mögen und genießen.

Käse Muffins

Kochzeit: 25 min Ertrag: 8

Muffins Nährwert _: Kalorien pro

Muffin: 122 Kohlenhydrate 1.9g,

Fette 9.1g, Proteine: 9.7

g.

Zutaten:

- 4 oz Mandelmehl
- 1/2 TL Backpulver
- 1/2 TL Meersalz
- 1/2 TL Knoblauchpulver
- 1/4 TL Cayenne
- 3 Eier
- 6 oz Cheddar-Käse, geschreddert
- 1,5 unzen Parmesan, gerieben

Schritte:

1. Den Ofen auf 160 C erhitzen.
2. Zusammenrühren: Eier+Salz+Knoblauchpulver+Cayenne .
3. Fügen Sie es hinzu: Mandelmehl + Backpulver + Käse. Gut mischen. Der Teig sollte weich sein.
4. Bereiten Sie Ihre Silikonbecher vor, fetten Sie sie. Oder verwenden Sie Papierbecher.
5. Den Teig in jede Tasse ca. 4 EL pro Tasse geben.
6. Backen Sie für 25 min.
7. Vor dem Servieren abkühlen.

Eine Minute Muffin

Zutaten:

- 2 EL Leinsamenmehl
- 2 EL Mandelmehl
- 1/2 TL Backpulver
- Salz
- 1 Ei
- 1 TL Öl

Kochzeit: 1 min Ertrag:

1 Tasse Nährwert

:Kalorien pro Tasse: 377

Kohlenhydrate 6.3g,

Fette 15g, Proteine: 8.9g.

Schritte:

1. Trockene Zutaten vermischen: Leinsamenmehl+Mandelmehl+Backpulver+Salz.

2. Fügen Sie dort ein Ei + Öl. Gut mischen.

3. Mikrowelle für 1 min. Oder backen Sie bei 175 C für 15 min.

4. Genießen. Hinweis:

- Das Verhältnis ist halb Flachs und halb Mandelmehl. Anstelle von Leinstein können Sie Mandelmehl 100% oder Leinsamenmehl 100% oder Kokosmehl 100% verwenden

Keto Cheeseburger Muffin

Kochzeit: 23 min Ertrag: 9 Muffins Nährwert:

Kalorien pro Muffin: 96 Kohlenhydrate 3.7g,

Fette 7g, Proteine: 3.9g.

Zutaten:

- 8 EL Mandelmehl
- 8 EL Leinsamenmehl
- 1 TL Backpulver
- 1/2 TL Salz
- 1/4 TL Pfeffer
- 2 Eier
- 4 EL saure Sahne

Hamburger Füllung:

- 1 Pfund Hackfleisch
- 2 EL Tomatenmark
- Salz, Pfeffer, Zwiebelpulver, Knoblauchpulver nach

Geschmack

Toppings:

- 1,5 unzen Cheddar-Käse
- 1 Gurke, in Scheiben geschnitten
- 2 EL Ketchup
- 2 EL Senf

Schritte:

1. Den Ofen auf 175 C erhitzen.
2. Kombinieren Sie zusammen: gemahlenes Rindfleisch +Würzen+Salz +Pfeffer. Fry
3. Die trockenen Zutaten vermischen: Mandelmehl+Leinsamenmehl+Backpulver+Salz+Pfeffer.
4. Dort:sauer Creme +Eier
5. Den Teig in die Backsilikonbecher geben, gefettet. Lassen Sie etwas Platz an der Spitze.
6. Das gemahlene Rindfleisch auf die Oberseite des Teigs legen.
7. Backen Sie für 20 min.
8. Aus dem Ofen nehmen und den Käse auf das gemahlene Rindfleisch legen. Backen Sie für 3 min mehr.
9. Legen Sie das Topping und genießen Sie.

Spicy Cloud Brot

Zutaten:

- 3 Eier
- 4 EL Xylitol
- 2 EL Frischkäse
- 2 TL Zimt, gemahlen
- 1/2 TL Backpulver
- Vanille nach Geschmack

Kochzeit: 25-30 min

Ertrag: 6 Wolken

Nährwertangaben:

Kalorien pro Brötchen: 52 Kohlenhydrate 2,8 g, Fette 3,4 g, Proteine: 3,1 g.

Schritte:

1. Den Ofen auf 175 C erhitzen.
2. Bereiten Sie das Backblech vor.
3. Das Eiweiß von Eigelb trennen und mit Backpulver 2-3 min mit einem Handmixer bis zu steifen Spitzen schlagen.
4. Eigelb+Frischkäse+Vanille+Xylitol+Zimtmischen.
5. Kombinieren Sie Weiß mit Dottern weich.
6. 6 Hügel formen und den Teig auf das Backblech legen, gefettet. Machen Sie sie flach.
7. Backen Sie für 30 min, bis sie golden sind.

Keto Leinsamen Zimt Bun Muffins

Zutaten:

- 2 Tassen Leinsamen-Mahlzeit
- 25 Tropfen Stevia
- 1 EL Backpulver
- 2 EL Zimt, gemahlen
- 1/2 EL Salz
- 5 Eier
- 1/2 Tasse Wasser, Raumtemperatur
- 8 EL Kokosöl, geschmolzen
- 2 TL Vanilleextrakt

Kochzeit: 15 min Ertrag: 12 Muffins

Nährwerte: Kalorien pro Muffin: 209

Kohlenhydrate 7.1g,

Fette 16.8g, Proteine: 5.8g.

Schritte:

1. Den Ofen auf 170 C erhitzen.
2. Trockene Zutaten vermischen: Leinsamenmehl+Süßung +Backpulver+ Zimt+Salz.
3. Zusammengenommen: Eier+ Wasser+Öl+Vanilleextrakt. 30 Sek. mischen. Die Mischung sollte schaumig sein.
4. Trockene Mischung in die schaumige geben und gut umrühren.
5. In der Zwischenzeit bereiten Sie Ihre Silikonbecher, fetten Sie sie.
6. Den Teig in die Tassen geben. Ca. 4 EL pro Tasse.
7. Backen Sie für 15 min.

Cloud-Brot

Kochzeit: 30 min Ertrag: 8 Wolken Nährwert:

Kalorien pro Wolke: 37 Kohlenhydrate 0.3g,

Fette 3g, Proteine: 2.4g.

Zutaten:

- 1/4 TL Zahnsteincreme
- 3 Eier
- 3 EL Frischkäse

Schritte:

1. Den Ofen auf 170 C erhitzen.
2. Bereiten Sie das Backblech vor.
3. Trennen Sie das Eiweiß von Dottern und schlagen Sie mit Tartarcreme für 2-3 min mit einem Handmixer bis zu steifen Spitzen.
4. Eigelb und Frischkäse separat mischen.
5. Kombinieren Sie Weiß mit Dottern weich.
6. 8 Hügel formen und den Teig auf das Backblech legen, gefettet.

7. Backen Sie für 30 min.

Keto Erdbeer-Muffins

Kochzeit: 20 min Ertrag: 12 Muffins Nährwerte:

Kalorien: 87

Kohlenhydrate 4.3g, Fette 7g, Proteine: 2.4g.

Zutaten:

- 10,5 Oz Mandelmehl
- 2 TL Backpulver
- 1/4 TL Salz
- 1 TL Zimt
- 8 EL Süßstoff
- 5 EL Butter, geschmolzen
- 3 Eier
- 1 TL Vanilleextrakt
- 6 EL schwere Sahne
- 2/3 Tasse frische Erdbeeren

Schritte:

2. Den Ofen auf 175 C erhitzen.

3. Zusammenschlagen: geschmolzene Butter +Süßungsmittel.

4. Fügen Sie es hinzu: Eier +Vanille+Creme. Schlagen Sie weiter, bis der Teig schaumig ist.

5. Etwas Süßstoff mit Erdbeeren verrühren und beiseite legen.

6. Zusammensieben: Mandelmehl+Backpulver+Salz+Zimt .

7. Die trockenen Zutaten zu Butter und Eiern geben. Gut mischen.

8. In Erdbeeren mischen.

9. Den Teig in die Backbecher geben, gefettet.

10. Backen Sie für 20 min.

DESSERT-REZEPTE

Chocó Chia Pudding

Gesamtzeit: 10 Minuten Serviert: 6

Zutaten:

- 2 1/2 Tassen Kokosmilch
- 2 Kugeln Stevia-Extrakt Pulver
- 6 EL Kakaopulver
- 1/2 Tasse Chia Samen
- 1/2 TL Vanilleextrakt
- 1/8 Tasse Xylitol
- 1/8 TL Salz

Wegbeschreibungen:

1. Fügen Sie alle Zutaten in den Mixer und mischen, bis glatt.
2. Gießen Sie Mischung in den Glasbehälter und in den Kühlschrank geben.
3. Servieren Sie gekühlt und genießen.

Nährwert (Menge pro Portion): Kalorien 259; Fett 25,4 g; Kohlenhydrate

10.2 g; Zucker 3,5 g; Protein 3,8 g; Cholesterin 0 mg;

Avocado Pudding

Gesamtzeit: 10 Minuten Serviert: 8

Zutaten:

- 2 reife Avocados, geschält, entsteint und in Stücke geschnitten
- 1 EL frischer Limettensaft
- 14 Oz Kann Kokosmilch
- 80 Tropfen flüssiges Stevia
- 2 TL Vanilleextrakt

Wegbeschreibungen:

1. Fügen Sie alle Zutaten in den Mixer und mischen, bis glatt.
2. Servieren und genießen.

Nährwert (Menge pro Portion): Kalorien 317; Fett 30,1 g;

Kohlenhydrate 9.3

g; Zucker 0,4 g; Protein 3,4 g; Cholesterin 0 mg;

ABENDESSEN REZEPTE

Clam Chowder

Dies wäre ein wunderbares Abendessen in einer kalten Nacht und ist überraschend milchfrei.

Gesamtvorbereitungs- & Garzeit: 30 Minuten Level: Anfänger

Macht: 4 Helpings

Protein: 2 Gramm Netto Kohlenhydrate: 4

Gramm Fett: 15 Gramm

Zucker: 2 Gramm

Kalorien: 164

Was Sie brauchen:

- 2 Tassen Blumenkohl Blüten
- 1 TL Zwiebelpulver
- 12 Unzen Dampfermuscheln, geschüttelt
- 1 1/3 TL Salz, getrennt
- 4 EL Butter, getrennt
- 1 1/3 Tassen Wasser
- 13 Unzen Hühnerbrühe
- 2 TL Rosmarin
- 1/4 TL Pfeffer

Schritte:

1. Mit einem tiefen Topf 2 Esslöffel Butter auflösen.
2. 1 1/2 Tassen Blumenkohl ca. 2 Minuten erhitzen.
3. Das Wasser, Zwiebelpulver, 1 Esslöffel Salz, Hühnerbrühe und die restlichen 2 Esslöffel Butter in den Topf geben und erhitzen, bis sie sprudeln.
4. Die Hitze auf Medium bringen, den Topf mit einem Deckel bedecken und ca. 10 Minuten erhitzen lassen.
5. Den Topf aus dem Brenner nehmen und in einen Lebensmittelmixer geben. Puls ieren Sie ca. 60 Sekunden lang, bis eine glatte Konsistenz besteht.
6. Die Mischung wieder in den Topf verteilen und die restlichen 1/2 Tasse Blumenkohl, 1 Teelöffel Rosmarin und die Muscheln kombinieren.
7. Ca. 10 Minuten köcheln lassen und vom Brenner entfernen.
8. Mit Pfeffer, dem restlichen Teelöffel Salz und dem restlichen Teelöffel Rosmarin würzen.

Backtipp:

Alternativ können Sie Ghee durch die Butter ersetzen.

Variationstipp:

Garnieren Sie den Chowder mit einem Esslöffel zerkleinertem Speck, um Aromen hinzuzufügen.

KETO DESSERTS RECIPES

Mittelstufe:

Erdnussbutterriegel

Serviert: 9

Zubereitungszeit: 10 Minuten Kochzeit: 30 Minuten

Zutaten:

- 2 Eier
- 1 EL Kokosmehl
- 1/4 Tasse Mandelmehl
- 1/2 Tasse Erythritol
- 1/2 Tasse Butter weich
- 1/2 Tasse Erdnussbutter

Wegbeschreibungen:

1. 9* 9-Zoll-Backform mit Kochspray besprühen und beiseite stellen.
2. In einer Schüssel Butter, Eier und Erdnussbutter zusammenschlagen, bis sie gut kombiniert sind.
3. Trockene Zutaten hinzufügen und mischen, bis sich ein glatter Teig bildet.
4. Teig gleichmäßig in vorbereiteter Backform verteilen.
5. Bei 350 F/ 180 C 30 Minuten backen.

6. Schneiden und servieren.

Pro Portion: Netto Kohlenhydrate: 2.8g; Kalorien: 213; Gesamtfett: 20.2g; Gesättigte Fettsäuren: 8.6g

Protein: 5.8g; Kohlenhydrate: 4.5g; Faser: 1.7g; Zucker: 1.7g; Fett 85% / Protein 10% / Kohlenhydrate 5%

Kuchen

Flavorful Erdbeere Creme Pie

Serviert: 10

Zubereitungszeit: 10 Minuten Kochzeit: 10 Minuten

Zutaten:

- 1 Tasse Mandelmehl
- 1/4 Tasse Butter, geschmolzen
- 8 oz Frischkäse, weich
- 1/2 Tasse Erythritol
- 1/2 Tassc frischc Erdbeeren
- 3/4 Tasse schwere Schlagsahne

Wegbeschreibungen:

1. In einer Schüssel Mandelmehl und geschmolzene Butter vermischen.
2. Mandelmehlmischung gleichmäßig in die Tortenschale verteilen.
3. Erdbeeren in einen Mixer geben und mischen, bis sich ein glattes Püree bildet.
4. Erdbeerpüree in einer großen Schüssel hinzufügen.
5. Die restlichen Zutaten in eine Schüssel geben und dick bestreuen.

6. Erdbeercreme-Mischung auf die Tortenkruste geben und gleichmäßig verteilen.
7. 2 Stunden im Kühlschrank aufstellen.
8. Schneiden und servieren.

Pro Portion: Netto Kohlenhydrate: 2.5g; Kalorien: 217; Gesamtfett: 21.5g; Gesättigte Fettsäuren: 10.4g Protein: 4.4g; Kohlenhydrate: 3.8g; Faser: 1.3g; Zucker: 0.8g; Fett 88% / Protein 8% / Kohlenhydrate 4%

Apple Tart

Serviert: 10

Zubereitungszeit: 10 Minuten Kochzeit: 55 Minuten

Für Kruste:

- 2 Tassen Mandelmehl
- 6 EL Butter, geschmolzen
- 1/2 TL Zimt
- 1/3 Tasse Erythritol

Zum Befüllen:

- 1/4 Tasse Erythritol
- 3 Tassen Äpfel, geschält, entkernt und in Scheiben geschnitten
- 1/2 TL Zimt
- 1/4 Tasse Butter
- 1/2 TL Zitronensaft

Wegbeschreibungen:

1. Den Ofen auf 375 F/ 190 C vorheizen.
2. Für die Kruste: In einer Schüssel Butter, Zimt, Schwenk und Mandelmehl vermischen, bis es krümelig aussieht.
3. Krustenmischung in die 10-Zoll-Federform-Pfanne geben und mit den Fingern gleichmäßig verteilen.
4. Kruste im vorgeheizten Ofen 5 Minuten backen.
5. Für die Füllung: In einer Schüssel Apfelscheiben und Zitronensaft vermischen.

6. Apfelscheiben gleichmäßig über den Boden der gebackenen Kruste in einer kreisförmigen Form anordnen.
7. Apfelscheiben leicht nach unten drücken.
8. In einer kleinen Schüssel Butter, Schwenk und Zimt und Mikrowelle für 1 Minute kombinieren.
9. Glatt rühren und über Apfelscheiben gießen.
10. 30 Minuten Backen.
11. Aus dem Ofen nehmen und Apfelscheiben mit einer Gabel leicht nach unten drücken.
12. Hitze auf 350 F/ 180 C drehen und 20 Minuten mehr backen.
13. Aus dem Ofen nehmen und vollständig abkühlen lassen.
14. Schneiden und servieren.

Pro Portion: Netto Kohlenhydrate: 3.7g; Kalorien: 236; Gesamtfett: 22.7g; Gesättigte Fettsäuren: 8.1g

Protein: 5g; Kohlenhydrate: 6.4g; Faser: 2.7g; Zucker: 1.9g; Fett 86% / Protein 8% / Kohlenhydrate 6%

UNGEWÖHNLICHE LECKERE MEAL RECIPES

Garnelen und Grits

Diese südliche Tradition ist ein Grundnahrungsmittel, das jetzt auf der Keto-Diät mit dieser Wiedergabe von Blumenkohlkörnern genossen werden kann.

Gesamtvorbereitungs- & Garzeit: 40 Minuten

Stufe: Anfänger

Macht: 4 Helpings

Protein: 4 Gramm

Netto Kohlenhydrate: 5,3 Gramm Fett: 11

GrammZucker:1 Gramm

Kalorien: 207

Was Sie brauchen:

Für das Topping:

- 16 Unzen große Garnelen, geschält und deveined
- 3 Teelöffel Butter
- 1/2 TL Thymianwürze
- 2 Knoblauchzehen, gehackt
- 1/4 TL Cayennepfeffer
- 2 TL Paprikapulver

- 1/4 TL Salz

Für die Körner:

Schritte:

1. Den Blumenkohl in einem großen Topf mit dem Wasser erhitzen. Sobald das Wasser zu kochen beginnt, decken Sie mit einem Deckel und stellen Sie einen Timer für 20 Minuten.
2. Überprüfen Sie den Blumenkohl mit einer Gabel, um sicherzustellen, dass er gründlich gekocht wird.
3. Das Wasser aus dem Topf abtropfen lassen und den Blumenkohl in einen Futtermixer geben.
4. Kombinieren Sie die Nährhefe, Salz, Butter und Mandel zum Mixer und Puls für ca. 2 Minuten, bis die Konsistenz sehr glattist.
5. Kombinieren Sie Paprikapulver, Cayennepfeffer, Knoblauch und Thymian, und in einem kleinen Gericht und Schneebesen zu integrieren.
6. Kombinieren Sie die gemischten Gewürze in einer Pfanne zusammen mit dem heißen Kokosöl.
7. Lösen Sie die Schwänze und beseitigen Sie die Feuchtigkeit von den Garnelen, indem Sie mit einem Papiertuch dabben.
8. Die Garnelen ca. 9 Minuten unter gelegentlichem Rühren bräunen.
9. In der Zwischenzeit die Körner in eine Servierschüssel

verteilen und sobald die Garnelen rosa sind, leeren Sie den gesamten Inhalt der Pfanne auf den Körnern.

Backtipp:

Sie können auch gefrorene Garnelen für dieses Rezept verwenden. Stellen Sie sicher, dass sie vollständig im Voraus aufgetaut sind und die Bratzeit um 3 Minuten verringert.

Variation Tia

- **Zitronensaft, Schnittlauch oder einen Spritzer heißer Soße dazugeben.**
- **Ghee wird als Ersatz für die Butter in dieser Mahlzeit arbeiten.**

SÜßIGKEITEN: ANFÄNGER

Kakaobutter Süßigkeiten

Serviert: 8

Zubereitungszeit: 5 Minuten Kochzeit: 5 Minuten

Zutaten:

- 1/4 Tasse Kakaobutter
- 10 Tropfen Stevia
- 1/4 Tasse Kokosöl

Wegbeschreibungen:

1. Kokosöl und Kakaobutter in einem Topf bei geringer Hitze schmelzen.
2. Von der Hitze nehmen und Stevia einrühren.
3. Gießen Sie Mischung in die Silikon-Süßigkeiten Form und kühlen, bis gehärtet.
4. Servieren und genießen.

Pro Portion: Net Carbs: 0g; Kalorien: 119; Gesamtfett: 13.8g; Gesättigte Fettsäuren: 9.9g

Protein: 0g; Kohlenhydrate: 0g; Faser: 0g; Zucker: 0g; Fett 100% / Protein 0% / Kohlenhydrate 0%

GEFRORENES DESSERT: ANFÄNGER

SüßeS Brombeere-Eis

Serviert: 8

Zubereitungszeit: 5 Minuten Kochzeit: 30 Minuten

Zutaten:

- 1 Eigelb
- 1 Tasse Brombeeren
- 1/2 Tasse Erythritol
- 1 1/2 Tasse schwere Schlagsahne

Wegbeschreibungen:

1. Fügen Sie alle Zutaten in die Schüssel und mischen, bis gut kombiniert.
2. Eismischung ins Eis gießen Creme-Maker und Churn-Eis nach den Maschinenanweisungen.
3. Servieren und genießen.

Pro Portion: Netto Kohlenhydrate: 1.4g; Kalorien: 92; Gesamtfett: 9g; Gesättigte Fettsäuren: 5.4g Protein: 1.1g; Kohlenhydrate: 2.4g; Faser: 1g; Zucker: 0.9g; Fett 89% / Protein 5% / Kohlenhydrate 6%

FRÜHSTÜCK REZEPTE

Gegrillter

Gemüseheld

Alle da: 25 min Vorbereitung: 15 min

Koch: 10 min

Ertrag: 4 Portionen

Zutaten

- 1 halbes Quart Kirschtomaten, geteilt
- 1 gelber Ringerpfeffer, geviertelt, Samen und Rippen evakuiert
- 1 roter Ringerpfeffer, geviertelt, Samen und Rippen evakuiert
- 1 Sommer-Squash, auf der Neigung in 1/2-Zoll-Stücke geschnitten
- 1 Zucchini-Kürbis, auf der Neigung in 1/2-Zoll-Stücke geschnitten
- 1/4 Tasse natives Olivenöl extra
- In 1/2-Zoll-Ringe schneiden, 1 mittelrote Zwiebel,
- Legitimes Salz und knackig gemahlener dunkler Pfeffer
- 1 Teelöffel Paprikachips, oder nach Geschmack

- 1 (12-Zoll lang) Portion italienisches Brot mit Sesamsamen
- Lemon Mayo, Formel verfolgt
- 1 (8-Unze) Ball neue Mozzarella, geschnitten
- 1 Packung Basilikumblätter
- Lemon Mayo
- 3/4 Tassen Mayonnaise
- 3 Knoblauchzehen, gehackt
    - 1/2 Zitrone, zested
    - 1 Teelöffel Zitronensaft
    - Legitimes Salz und neu gemahlener dunkler Pfeffer

Richtung

1. Die Flamme auf Medium vorheizen.
2. In einer riesigen Schüssel das Gemüse mit Olivenöl schleudern und mit Salz und Pfeffer abschmecken. Orchestrieren Sie das Gemüse auf der Flamme Broil, drehen sich immer wieder, bis verbrannt und zart, etwa 10 Minuten. Auf einen Teller evakuieren und mit roten Pfefferstücken bestreuen.
3. Schneiden Sie das Brot in der Mitte lange mit einer gezackten Klinge. Das Brot auf dem Flammofoil anrösten Entfernen Sie das Brot und verteilen Sie Lemon Mayo auf beiden Seiten gleichmäßig. Das Gemüse auf den Grundteilen des Brotes zu trennen. Top mit dem geschnittenen Mozzarella und einem Bündel oder so des Basilikums. Mit der oberen Portion des Brotes verteilen

und mit Zahnstochern sichern. In 4 Teile schneiden und servieren.

LUNCH RECIPES

Frankfurter und-

Gemüse

Eintopf

Alle da: 46 min Vorbereitung: 20

min

Koch: 26 min

Ertrag: 4 Portionen

Nährwerte: Kalorien: 34, Gesamtfett: 5,1 g, gesättigte Fettsäuren: 0,3 g, Kohlenhydrate: 1,5 g, Zucker: 0,3 g, Protein: 1,3 g

Zutaten

- 3 Esslöffel natives Olivenöl extra
- 1 riesige rote Zwiebel, gewürfelt
- 4 Knoblauchzehen, zerkleinert
- 1 Esslöffel Paprika, zusätzlich zu zusätzlichen zur Verbesserung
- Fit Salz
- 3 Esslöffel universell handliches Mehl
- 2 Parsnips, abgestreift und in riesige Klumpen geschnitten
- 14 Unzen kleine rot gereinigte oder neue Kartoffeln (6 bis 8), geviertelt

- 1 Esslöffel Saftessig
- Natürlich gemahlener Pfeffer
- 1/2 Tasse knackige Petersilie, in der Regel gehackt
- 3/4 Tasse Acrid Creme
- 6 Unzen kielbasa, in kleine Klumpen geschnitten
- Trockenes Brot zum Servieren
- 3 mittelgroße Karotten, abgestreift und in riesige Klumpen geschnitten

Richtung

1. Das Olivenöl in einem holländischen Masthähnchen oder einem großen Topf bei mittlerer Wärme erwärmen. Zwiebel und Knoblauch einschließen; Kochen, mischen ab und zu, bis zart und schimmernd, etwa 6 Minuten. Die Paprika und 1 Teelöffel Salz enthalten; kochen, bis das Öl dunkelrot wird, ca. 1 Minute.
2. Eine Portion Petersilie mit der scharfen Sahne in einer kleinen Schüssel verbinden und mit Salz und Pfeffer abschmecken. Den Eintopf in Gerichte schaufeln; oben mit dem Rest der Petersilie, ein bisschen Herbed acrid Creme und eine Prise Paprika. Mit Brot präsent.

Keto Rosemary Rolls

Kochzeit: 20 min

Ertrag : 8 Rollen

Nährwert: 89 Kalorien pro Rolle: Kohlenhydrate 2,3 g, Fette 7,7 g und 3,3 g Proteine.

Zutaten:

- 2 TL frischer Rosmarin
- 1 EL Backpulver
- 4 un Frischkäse
- 3/4 Tasse Mozzarella-Käse, geschreddert
- 1 TL getrockneter Schnittlauch
- 1 Ei
- 1 Tasse Mandelmehl

Schritte:

1. Ofen auf 160°C erhitzen.
2. Alle trockenen Zutaten mischen: Mandelmehl+Backpulver+getrockneter Schnittlauch+frischer Rosmarin.
3. Mikrowelle Mozzarella +Frischkäse für eine Minute.
4. Fügen Sie dort ein Ei und mischen Sie wieder.
5. Zum Ei mit Käse gemischten trockenen Zutaten hinzufügen und den Teig zubereiten.

6. Lassen Sie es in einem Gefrierschrank für 15 min abkühlen.
7. Ölen Sie Ihre Hände und bilden Sie 8 kleine Kugeln
8. Legen Sie sie auf ein Backblech mit dem Butterpapier bedeckt.
9. Backen Sie für 20 min.

Abendess

Mittwoch:

Frühstück:

Einfacher Eiersalat

Eierbutter ist eine herzhafte, geschmackvolle Art, Ihren Tag zu beginnen.

Variationstipp: etwas frischen Dill oder Schnittlauch mischen.

Vorbereitungszeit: 5 Minuten Kochzeit: 10 Minuten Serviert 2

Was ist drin?

- Eier (4 qty)
- Butter (5 Unzen)
- Koscheres Salz (.5 TL)
- Frisch gemahlener Pfeffer (.25 t)

Wie es gemacht wird

1. Eier in einen großen Topf geben und mit kaltem, gefiltertem Wasser befüllen.
2. Zum Kochen bringen und 8 Minuten kochen lassen.
3. Eier vorsichtig abtropfen lassen und in eine Schüssel

mit Eiswasser tauchen, um das Überkochen der Eier zu verhindern.

4. Nachdem die Eier abgekühlt sind, schälen und hacken.
5. Kombinieren Sie mit Butter, koscherem Salz und frisch gemahlenem Pfeffer

6. Geht toll mit Salatblättern. Probieren Sie auch mit Avocadoscheiben, räucherndem Lachs, Truthahn oder Schinken.

Netto kohlenhydratbegabt: 1 Gramm

Fett: 69 Gramm

Protein: 12 Gramm Zucker: Keine

SNACKS REZEPTE

Haselnuss-Brotstab mit Samen

Portionen: 10

Kochzeit: 40 Minuten

Nährstoffe pro Portion: Kalorien: 88 | Fette: 14 g | Kohlenhydrate: 2,1 g | Proteine: 15 g

Zutaten:

- 1/2 Tasse Haselnussmehl
- 1/2 Tasse Flachsmehl
- 1/2 Tasse Kürbiskerne
- 1/2 Tasse Sonnenblumenkerne
- 2 Eier

Kochprozess:

1. Sie können den Teig auf die gleiche Weise zubereiten, wie im vorherigen Rezept beschrieben.
2. Den Ofen auf 220°C vorheizen.
3. In einer Schüssel, schlagen Sie die Eier durch einen Mixer bis zu dichten Masse, und fügen Sie Mehl und Samen. Mischen Sie alles noch einmal.
4. Bedecken Sie das Backblech mit Pergament. Den Teig auslegen.

Im Ofen 10 Minuten backen. In die

gewünschte Anzahl von Stöcken schneiden

und 20 Minuten lang den abgeschalteten

Ofen aufsetzen.

COOKIES: ANFÄNGER

Mandel-Kürbis-Cookies

Serviert: 27

Zubereitungszeit: 10 Minuten Kochzeit: 25 Minuten

Zutaten:

- 1 Ei
- 1 TL flüssiges Stevia
- 1/2 TL Kürbiskuchen Gewürz
- 1/2 Tasse Kürbispüree
- 2 Tassen Mandelmehl
- 1/2 TL Backpulver
- 1 TL Vanille
- 1/2 Tasse Butter

Wegbeschreibungen:

1. Den Ofen auf 300 F/ 150 vorheizen.
2. Ein Backblech mit Kochspray besprühen und beiseite stellen.
3. In einer großen Schüssel alle Zutaten hinzufügen und mischen, bis gut kombiniert.
4. Machen Sie Kekse aus der Mischung und legen Sie auf

ein vorbereitetes Backblech.

5. Backen Sie für 20-25 Minuten.
6. Entfernen Sie Kekse aus dem Ofen und beiseite stellen, um vollständig abzukühlen.
7. Servieren und genießen.

Pro Portion: Netto Kohlenhydrate: 0.2g; Kalorien: 82 Gesamtfett: 7.7g; Gesättigte Fettsäuren: 2.5g

Protein: 2.1g; Kohlenhydrate: 2.2g; Faser: 1g; Zucker: 0.5g; Fett 87% / Protein 12% / Kohlenhydrate 1%

Donnerstag:

Frühstück:

Pfannkuchen, Der Ketoweg

Was für ein Leckerbissen! Pfannkuchen auf der Keto-Diät. Wenn Sie dachten, Sie würden flauschige Pfannkuchen vermissen, dann versuchen Sie diese. Sie sind köstlich.

Variationstipp: Mit Beeren und hausgemachter Schlagsahne, Erdnussbutter oder sogar zerknitterter, knuspriger Speck servieren.

Vorbereitungszeit: 5 Minuten Kochzeit: 10 Minuten

Serviert 4

Was ist drin?

- Eier (4 qty)
- Hüttenkäse (7 Unzen)
- Gemahlenes Psyllium-Schalenpulver (Bei gesunden Lebensmittelgeschäften 1T)
- Butter (2 Unzen)

Wie es gemacht wird

1. Eier, Käse und Psylliumschalenpulver vermischen und beiseite stellen. Die Mischung wird verdickt.
2. Bei mittlerer Hitze Butter in einer Antihaftpfanne schmelzen. Wenn geschmolzen und leicht sprudelnd, gießen Sie 3 T Pfannkuchen Teig und kochen für 4 Minuten. Flip und kochen für 3 weitere Minuten. Fahren Sie mit dem Rest des Teigs fort.

Netto kohlenhydratbemessen: 5 Gramm

Fett: 39 Gramm

Protein: 13 Gramm; Zucker: 2 Gramm

Freitag: Frühstück: Brechen Sie die schnelle Burrito Bowl

Überspringen Sie die Kohlenhydrate von der Tortilla, indem Sie übrig gebliebenes rindfleischgewürztes Rindfleisch und Gemüse in eine Schüssel geben. So einfach.

Variationstipp: Probieren Sie verschiedene Toppings, wie Salsa.

Vorbereitungszeit: 5 Minuten

Kochzeit: 15 Minuten

Serviert 2

Was ist drin?

- Gewürztes Hackfleisch – kann Keto Taco Rezept (.5 Pfund) verwenden
- Zubereiteter Blumenkohl (2 Tassen)
- Gehackte Koriander (2 T)
- Butter (2 t, geteilt)
- Eier (3 qty)
- Salz (nach Geschmack)
- Pfeffer (nach Geschmack)

Wie es gemacht wird

1. Braun und würzen Sie das Rindfleisch in einer großen Pfanne mit einem Teelöffel der Butter. Wenn Sie fertig sind, drücken Sie zur Seite.
2. Gewürfelter Blumenkohl und gehackter Koriander hinzufügen. Mit Salz abschmecken. Drücken Sie zur Seite.
3. Schmelzen Sie einen Teelöffel Butter im offenen Raum der Pfanne.
4. Schlagen Sie die Eier und fügen Sie die Butter. Scramble in der Pfanne. Wenn Ihre Fertigkeit für diesen Schritt nicht groß genug ist, verwenden Sie einen separaten Schwenk.
5. Mischen Sie alles zusammen. Geschmack.
6. Bei Bedarf mit Salz und Pfeffer abschmecken.

Netto kohlenhydratbemessen: 4 Gramm

Fett: 14 Gramm

Protein: 34 Gramm

Zucker: 2 Gramm

Sonntag:

Mittagessen:

Käse- und

Puten-Rollups

Was ist drin:

- 3 Scheiben Puten-Mittagessen
- 3 Scheiben Käsc (Ihrc Wahl)
- 1/2 Avocado
- 3 Scheiben Gurke
- eine Vierteltasse Heidelbeeren
- eine Handvoll Mandeln

Wie es gemacht wird:

1. Mit Ihrem Käse als Brot, machen "Türkeibrötchen", indem Sie das Putenfleisch, ein paar Scheiben Avocado und die Gurkenscheiben aufrollen.
2. Genießen und auf den Heidelbeeren und Mandeln naschen.
3. Enthält 13 Nettokohlenhydrate.

Mittwoch:

Abendessen: Keto Tacos

Tacos bekommen auch eine Verjüngungskur. Statt Tortillas wird die Füllung in Zucchini-Boote gefüllt. Machen Sie zusätzliche Würze immer zur Hand für Taco-Fleisch jederzeit.

Variationstipps: Probieren Sie verschiedene Käsesorten aus. Mit Salsa servieren.

Vorbereitungszeit: 15 Minuten Kochzeit: 30 Minuten Serviert 4

Was ist drin?

- Zucchini (2 qty)
- Natives Olivenöl extra (3 T, geteilt)
- Gras gefüttert es mit Hackfleisch oder Schweinefleisch (1 Pfund)
- Koscheres Salz (1 t)
- Weiße Zwiebel, gehackt (.25 Tasse)
- Chilipulver (1 t)
- Kümmel (.5 t)
- Oregano (.5 t)

- Geschredderter Cheddar-Käse (1,25 Tassen)

Wie es gemacht wird

1. Ofen auf 400 Grad F vorheizen.
2. Zucchini halbinhalblinund auslöffeln Samen aus, um Boote zu machen. Mit koscherem Salz bestreuen. Lassen Sie etwa 10 Minuten sitzen.
3. 2 T natives Olivenöl extra in Pfanne und braunem Fleisch erhitzen.
4. Chilipulver, Kreuzkümmel, Oregano und Salz zugeben. Kochen, bis die Flüssigkeit meistens weg ist.
5. Zucchini mit einem Papiertuch bedrucken und auf ein gefettetes Backblech legen.
6. Mischen Sie 1/3 Käse in das gewürzte Rindfleisch.
7. Das kitschige Rindfleisch gleichmäßig in dic Zucchini-Boote stopfen und ca. 20 Minuten in den heißen Ofen stellen, bis der Käse braun wird. Aus dem Ofen nehmen und einige Minuten abkühlen lassen.

Netto kohlenhydratbemessen: 6 Gramm

Fett: 49 Gramm

Protein: 33 Gramm

Zucker: 2 Gramm

CPSIA information can be obtained
at www.ICGtesting.com
Printed in the USA
LVHW082036130621
690125LV00002B/69

9 781802 978704